OBSERVATION

DE

PROLAPSUS UTÉRIN COMPLET

PENDANT LA GROSSESSE

PAR

LE Dr A. BERNE
Professeur à la Faculté de médecine de Lyon,
Ex-Chirurgien en chef de la Charité,
Chevalier de la Légion d'honneur.

Mémoire présenté à la Société nationale de Médecine

LYON
ASSOCIATION TYPOGRAPHIQUE
F. PLAN, rue de la Barre, 12.

1891

OBSERVATION

DE

PROLAPSUS UTÉRIN COMPLET

PENDANT LA GROSSESSE

OBSERVATION

DE

PROLAPSUS UTÉRIN COMPLET

PENDANT LA GROSSESSE

PAR

LE Dr A. BERNE

Professeur à la Faculté de médecine de Lyon,
Ex-Chirurgien en chef de la Charité,
Chevalier de la Légion d'honneur.

Mémoire présenté à la Société nationale de Médecine

LYON
ASSOCIATION TYPOGRAPHIQUE
F. PLAN, rue de la Barre, 12.

1891

OBSERVATION

DE

PROLAPSUS UTÉRIN COMPLET

PENDANT LA GROSSESSE

L'observation de pathologie obstétricale que nous publions aujourd'hui nous semble digne du plus grand intérêt, surtout à cause de son extrême rareté. Bien des chirurgiens n'ont jamais eu l'occasion d'analyser un cas semblable. J'ai interrogé tous mes collègues de la Charité, les docteurs Bouchacourt, Delore, Laroyenne, Fochier, Vincent, Levrat : aucun n'a rencontré un fait analogue.

Voici cette observation :

Au mois de mars 1888, Mme X... vint me consulter dans mon cabinet. Elle était en ce moment grosse de six mois. Elle souffrait, me dit-elle, depuis quelque temps d'une tumeur hémorrhoïdale qui, surtout depuis quelques semaines, avait pris une proportion plus grande. Je l'examinai et fut supris de trouver hors de la vulve une tumeur volumineuse. La tumeur faisait saillie jusqu'à la partie supérieure des cuisses. Elle présentait les caractères suivants :

Elle est cylindrique, d'une longueur d'environ 16 centimètres ; sa circonférence mesure 14 centimètres. Au niveau de l'extrémité inférieure, le tissu est d'une dureté plus accentuée. Au centre de cette extrémité inférieure on distingue une ouverture légèrement froncée dans laquelle l'extrémité du doigt peut pénétrer facilement. L'extrémité du doigt introduite dans cette cavité est arrêtée après un trajet de deux centimètres à peu près. C'est évidemment la cavité du col utérin. On sent à deux centimètres l'orifice interne ; cet orifice interne est plissé et fermé.

En examinant avec soin la surface extérieure, on aperçoit deux colorations. A la partie supérieure cette coloration est rosée. Elle rappelle tout à fait la teinte de la muqueuse vaginale. Cette surface extérieure n'est évidemment que la surface interne du vagin renversée de haut en bas et devenue la surface externe recouvrant la tumeur.

En dehors de l'orifice du col, à une distance de 3 cent. environ, on distingue un cercle plus blanchâtre ; en dedans de ce cercle la coloration est plus rouge, on dirait une exulcération du col. On aperçoit à ce niveau des plis de petite dimension ; ces plis sont dirigés de haut en bas et de dehors en dedans. Cette disposition rappelle l'arbre de vie du col utérin. Le col utérin semble avoir été renversé de bas en haut. La surface interne de la cavité du col arrive ainsi à faire partie de la surface externe de la tumeur dans une étendue de 1 cent. 1/2.

L'extrémité inférieure de la tumeur est boursouflée comme œdématiée.

En palpant avec soin le ventre de la malade on ne perçoit pas la sensation de l'utérus gravide. Aussi me vint-il à l'esprit que Mme X... se trompait, et que la grossesse n'existait pas. Je crus au prolapsus d'un utérus hypertrophié. La malade placée convenablement sur un canapé, les deux talons appuyés sur une chaise, le corps renversé en arrière, j'essayai de réduire la tumeur.

Je repoussai tout d'abord en haut quelques replis vaginaux, puis j'exerçai une pression légère sur la tumeur elle-même.

La surface extérieure avait été préalablement enduite de cérat. Pour rendre la pression plus douce j'appliquai directement sur la tumeur une légère couche de coton.

Je sentis bientôt la tumeur céder en se prêtant au mouvement d'ascension que je lui imprimai, et après quelques efforts modérés le col était refoulé à sa place ordinaire.

Je plaçai immédiatement après, dans la cavité vaginale un tampon de ouate cératée, et recommandai à la malade de rester quelques heures en repos.

Un peu plus tard un bandage était appliqué à l'orifice vulvaire pour maintenir une certaine pression, et Mme X... rentrait chez elle en voiture.

Aucun accident ne se produisit. Dès le soir il fut facile de constater la vérité des renseignements fournis par la malade: on percevait, en effet, l'utérus volumineux remonté à quelques travers de doigt au-dessus du pubis.

Depuis plusieurs semaines l'urination ne se faisait que péniblement. Les envies d'uriner étaient fréquentes et chaque fois l'émission d'urine était insignifiante. Une heure après la réduction, la vessie expulsait plus d'un demi-litre d'urine. Depuis lors la miction a toujours été régulière, abondante, et sans douleur.

Depuis un mois et demi, Mme X... se plaignait d'une perte abondante, perte un peu jaunâtre et légèrement fétide. Après la réduction de l'utérus cette perte a cessé presque complètement.

En examinant la malade après quelques jours de repos, on perçoit l'extrémité inférieure du col utérin à 6 cent. et demi environ de l'orifice vulvaire. La partie supérieure du vagin est légèrement plissée ; elle tend à descendre dans la cavité vaginale.

En résumé : *Observation de prolapsus utérin pendant la grossesse. Grossesse de six mois. Prolapsus complet.* Le rebord supérieur de l'utérus est situé en dehors de la vulve. Accidents habituels supportés sans trop de fatigue par la malade. Envies fréquentes d'uriner ; rétention d'urine modérée. Perte assez abondante et fétide. Réduction facile. Persistance de la réduction. Pas d'accidents ultérieurs.

Voici quelques antécédents sur notre malade.

Mme X... a une santé moyenne, elle est pâle, un peu anémique. Trois grossesses antérieures ont été supportées. La première, en 1883, s'est terminée par un avortement à trois mois. Une deuxième grossesse en 1884 est arrivée à terme. Des applications de fers réitérées amenèrent un enfant volumineux qui mourut en naissant. Une saignée avait été faite à trois mois de grossesse.

Une troisième grossesse en 1885 s'est terminée naturellement. L'enfant venu au monde vivant a vécu. Il était d'un petit volume. Trois saignées avaient été faites pendant la grossesse, au premier, au deuxième et au troisième mois.

A cette quatrième grossesse, Mme X... avait été saignée deux fois, à la fin du deuxième et du troisième mois.

J'avais été appelé seulement auprès de cette malade pour lui donner des soins au moment de son troisième accouchement.

La réduction une fois opérée, je songeai tout naturellement à appliquer un pessaire; mais après la lecture de quelques observations dans lesquelles l'emploi de ce moyen avait été suivi d'avortement, je me contentai de conseiller le simple repos au lit.

J'examinai Mme X... tous les jours. Le col restait en place, aucun accident ne se produisit.

La grossesse évolua naturellement, et au mois de juin Mme X... accoucha d'un enfant bien portant sans aucune particularité spéciale digne d'être indiquée.

Le docteur Conche chargé de diriger l'accouchement m'a transmis les quelques renseignements suivants :

Le 5 juin 1888, commencement du travail sur les 5 heures du matin ; à 11 heures 1/2 l'accouchement était terminé ; à midi la délivrance était complète.

Pendant le travail rien de spécial à noter. Le corps de l'utérus et le col ne descendaient nullement dans la cavité pelvienne au moment des contractions.

Enfant d'un volume moyen, plutôt gros. Placenta volumineux. Pas d'hémorrhagie, ni pendant le travail, ni après la délivrance. Suites de couches parfaitement normales.

Mme X... a été laissée au lit pendant deux mois et demi. Après ce laps de temps, l'utérus me semblant revenir complètement à l'état normal, je permis à la malade de se lever quelques heures. Je constatai que l'utérus n'avait pas de tendance à descendre sur le plancher périnéal, et, progressivement, Mme X... put rester plus longtemps hors du lit, descendre les escaliers, se promener, et reprendre peu à peu sa vie habituelle.

Pendant assez longtemps, le seul malaise sérieux ressenti par ma malade consistait en quelques symptômes urinaires. Envies plus fréquentes d'uriner, douleur après la miction. Dépôt muqueux et blanchâtre dans le fond du verre où l'urine avait été conservée. Ces symptômes de cystite légère du col vésical cédèrent peu de temps après l'emploi de quelques alcalins.

Dix mois après l'accouchement la santé de Mme X... était aussi bonne que jamais. Aucune fatigue utérine. Le col utérin restait à cinq centimètres environ de l'orifice vulvaire; aucune précaution spéciale n'a été prise. Tout effort un peu sérieux a été seulement interdit d'une façon formelle.

Quelques accoucheurs s'étonneront peut-être que je n'aie pas soumis ma malade à l'emploi d'un pessaire, soit immédiatement après la réduction ou quelque temps après la délivrance.

L'emploi du pessaire dans ces conditions a presque toujours déterminé des accidents.

Ainsi, dans une observation rapportée par Cazeaux, et que nous relaterons complètement, la malade avait eu le même accident pendant une grossesse antérieure à trois mois et demi. Une sage-femme fit rentrer la tumeur et appliqua un pessaire. Quelques jours après, l'avortement se produisait.

Voici sur le prolapsus utérin pendant la grossesse les quelques renseignements que vous trouverez dans les auteurs modernes.

Cazeaux a consacré quelques lignes seulement à l'étude de cet accident. Le résumé peut en être présenté en peu de mots.

Pendant la grossesse, dit-il, comme pendant l'état de vacuité, on peut distinguer :

Un simple abaissement ;

Un prolapsus incomplet ;

Un prolapsus complet.

Dans un mémoire inséré dans le *Recueil de l'Académie royale de chirurgie*, page 320, édition de 1838, ces trois degrés ont été appelés d'un nom différent :

La relaxation ;

La descente ;

La chute ou précipitation.

Pour Cazeaux la cause la plus fréquente de cet accident dépend surtout de la largeur du bassin, lorsque cet excès d'amplitude existe surtout au niveau de l'excavation pelvienne, les détroits n'ayant au contraire que leur dimension normale.

Dans ces conditions l'utérus gravide se développe dans le petit bassin un temps beaucoup plus long que chez les femmes bien conformées, il se trouve ainsi plus prédisposé au prolapsus de tous les degrés.

Cazeaux n'a observé lui-même qu'un seul exemple de prolapsus pendant la grossesse. Il s'agissait d'un prolapsus à peu près complet chez une malade qu'il vit au huitième mois et demi de sa grossesse.

Pendant les premiers mois rien de particulier ; constipation rebelle dès le début. A partir du quatrième mois la tumeur commence à faire saillie à la vulve.

Au moment où Cazeaux l'examine, des efforts même sérieux ne peuvent réussir à réduire la partie prolabée.

Quelques grands bains, des lotions et la position horizontale suffisent pour diminuer les souffrances de la malade.

Quelques jours après le premier examen l'accouchement eut lieu ; quinze heures de douleurs amenèrent la délivrance.

Au commencement du travail l'orifice interne du col utérin était tout d'abord fermé comme aux premiers jours de la grossesse.

Lorsque l'expulsion eut lieu, il fut facile de voir la dilatation s'opérer. L'anneau du col fut le dernier obstacle qui s'opposa à la sortie de la tête.

Aucune résistance ne fut apportée par la vulve, qui fut dépassée avant l'orifice externe du col.

Le lendemain de l'accouchement, le col présentait encore la même saillie hors de la vulve. L'engorgement s'étant dissipé, on fit rentrer le col dans le vagin ; la malade garda le repos horizontal, et un mois après, elle sortait sans que le col se fût présenté de nouveau à l'orifice vulvaire.

Dans son *Traité des accouchements*, Burns se contente de décrire surtout le prolapsus utérin ordinaire. Ce prolapsus est, d'après lui, presque toujours déterminé, par le relâchement des aponévroses qui se réfléchissent des parois de l'excavation pelvienne sur le vagin.

Il distingue :

Le relâchement ;

Le prolapsus ;

La chute.

Quant au prolapsus utérin pendant la grossesse, son affirmation est nette :

« Je ne connais, dit-il, aucun exemple où l'utérus dans
« l'état de grossesse ait fait saillie à l'extérieur. J'ai trouvé
« seulement l'utérus assez bas pour que son orifice fût au
« niveau de la vulve. »

Rien à signaler dans les articles des Traités de Jacquemin, de Nægelé ; rien de personnel. Toutes les indications fournies sont vagues et peu précises.

Charpentier a étudié dans son *Traité pratique des accou-*

chements la question du prolapsus utérin pendant la grossesse. Son article n'est à peu près que le résumé d'une monographie publiée en 1860 par Huter. (Huter, *Mon. f. Geb.*, 1860.)

Pour Huter la cause d'un prolapsus pendant la grossesse dépend presque toujours de l'existence d'un prolapsus antérieur. Notre observation est en désaccord avec cette affirmation.

Le mémoire d'Huter a le mérite de résumer la plupart des cas publiés, 73. Il les divise de la manière suivante :

1° La matrice gravide et en prolapsus se réduit d'elle-même dans les premiers mois de la grossesse. La grossesse et l'accouchement suivent leur cours régulier. — 5 cas.

2° Le prolapsus ne se réduit pas spontanément ; la réduction et le maintien de cette réduction deviennent nécessaires. — 8 cas.

3° La réduction ne peut pas se faire par suite de l'enclavement de la matrice. — 3 cas.

4° Le prolapsus détermine l'accouchement avant terme. — 7 cas.

5° Le prolapsus de la matrice gravide se fait dans la deuxième moitié de la grossesse et persiste jusqu'à terme et pendant l'accouchement. — 3 cas.

6° Le prolapsus de la matrice gravide se fait peu avant ou pendant l'accouchement à terme. Soit qu'il n'existât pas avant l'accouchement, soit que le prolapsus existant avant, se fût réduit spontanément pendant les premiers mois de la grossesse, soit enfin que le prolapsus se fût réduit et ait été maintenu par un pessaire. — 16 cas.

7° Le prolapsus se fait pendant la grossesse et l'accouchement. — 15 cas.

8° Le prolapsus existait déjà pendant la grossesse, mais il ne s'est réellement produit que pendant l'accouchement. — 16 cas.

Cette classification me semble bien arbitraire. Que penser, par exemple, de cette dernière subdivision : 16 cas existant pendant la grossesse, mais ne s'étant réellement produits que pendant l'accouchement. Pourquoi n'avoir pas admis simplement des prolapsus complets; et des prolapsus incomplets?

Les causes du prolapsus sont bien étudiées. Multiparité. Préexistence d'un prolapsus antérieur à la grossesse. Efforts, traumatisme, contractions utérines violentes, applications de forceps, largeur du bassin, de la vulve, efforts faits par la femme pendant le travail. La véritable cause doit être cependant plus spéciale. Que de femmes soumises aux causes que nous venons d'indiquer n'ont pas néanmoins de prolapsus utérin pendant des grossesses ultérieures. La malade qui fait le sujet de mon observation ne présentait aucune des causes que nous venons d'indiquer.

Pour le traitement, l'auteur allemand conseille de pratiquer de suite la réduction et de maintenir cette réduction à l'aide d'un pessaire. L'observation suivante peut être citée comme venant à l'appui de cette opinion.

(Mauriceau, t. II, p. 78. Observation d'une femme *grosse de quatre mois.*)

« Le 28 août 1673, je vis une femme grosse de quatre mois « à qui la matrice, dont elle souffrait d'une descente depuis « dix ans, ne laissait pas de tomber en partie, nonobstant « sa grossesse. L'on voyait manifestement pour lors l'orifice « interne de la matrice fort gros, mais mollet, comme il est « toujours dans la grossesse, se présenter tout à fait au-

« dessous avec une partie de la vessie qui était poussée con-
« jointement dont cette femme souffrait une grande incom-
« modité qui aurait pu dans la suite la faire accoucher pré-
« maturément, si après avoir repoussé doucement la matrice
« au dedans et la partie de la vessie qui se présentait, je ne
« lui avais mis un pessaire dans le vagin pour tenir les
« parties par ce moyen dans leur dilatation naturelle, lui
« recommandant de ne retirer ce pessaire que lorsqu'elle
« serait grosse de sept à huit mois, car le globe de la ma-
« trice est assez étendu en ce temps pour se soutenir de lui-
« même, étant appuyé sur la face interne des os des îles,
« sans l'aide d'aucun pessaire.

« Cette femme ayant suivi mon conseil, porta son enfant
« jusqu'à terme et en accoucha heureusement, après quoi, se
« servant du même pessaire, comme je le lui avais conseillé,
« elle se garantit de la grande incommodité que cette des-
« cente de matrice lui avait causé pendant un très long
« temps. »

Delore, dans son *Traité d'accouchement* de 1883, se contente d'affirmer que l'histoire du prolapsus pendant la grossesse et l'accouchement est entourée d'obscurités et mérite d'être reprise à peu près complètement.

Il se contente de classer en plusieurs catégories les faits de prolapsus qui, dit-il, sont assez nombreux.

A) Prolapsus utérin existant au début de la grossesse et réduit pendant son cours, soit spontanément, soit par l'intervention de l'accoucheur. Je n'ai pu, du reste, retrouver les observations de Ménard, Wagner, Camus, Deventer, qu'il se contente de citer sans les avoir contrôlés.

B) Dans un cas rapporté par Maygrier (Maygrier, *Nou-*

veaux éléments de la science et de l'art des accouchements, 1817, t. 2, p. 254.)

La partie supérieure de l'utérus a pu rester dans le grand bassin, tandis que le fragment inférieur s'était développé extérieurement, de telle sorte que le milieu était étranglé comme une gourde par le détroit inférieur.

c) Dans les cas de Deventer et de Dupuy le segment inférieur de l'utérus est entraîné hors de la vulve.

d) Dans la dernière catégorie sont rangés les faits dans lesquels le prolapsus utérin était antérieur à la grossesse, la fécondation s'étant opérée dans ces conditions, et l'utérus ayant continué son mouvement de développement placé directement entre les cuisses de la femme. En somme, rien de précis. Pas d'observations personnelles. Indications bibliographiques difficiles à retrouver.

Les quelques pages que Tarnier a consacrées dans son *Traité d'accouchement* au prolapsus de l'utérus gravide résument d'une manière plus complète l'état de nos connaissances sur ce sujet :

Prolapsus complet ;

Prolapsus incomplet ;

Prolapsus constitué déjà avant la grossesse ;

Prolapsus survenant seulement au moment de l'accouchement.

Le professeur Tarnier distingue dans son Traité, le prolapsus utérin, l'allongement hypertrophique du col, et l'allongement œdémateux du col.

Ces distinctions diverses étaient nécessaires depuis qu'en 1873, le docteur Guéniot, agrégé de la Faculté et chirurgien de l'hospice des Enfants assistés, avait publié un mémoire sur l'allongement œdémateux du col avec prolapsus du col utérin. Pour Guéniot, la plupart des observations de prolapsus utérin rapportées par les divers auteurs ne sont que des cas d'allongement œdémateux du col avec prolapsus.

Ainsi nous retrouvons parmi les 10 observations qui ont été recueillies par lui et considérées comme des allongements œdémateux du col, l'observation de Cazeaux que j'ai citée antérieurement, et qui se rapporte bien évidemment à un prolapsus utérin pendant la grossesse.

L'opinion de Cazeaux, celle de Charpentier, sont du reste tout à fait conformes à la pensée que nous venons d'indiquer.

Pour nous l'allongement œdémateux du col utérin avec prolapsus du col utérin pendant la grossesse ne constitue qu'une variété de prolapsus utérin gravide.

Tout prolapsus utérin ne peut moins faire que de s'accompagner d'un peu d'allongement œdémateux du col. La circulation du col et des parties en prolapsus est toujours plus ou moins gênée, et l'on comprend dès lors bien facilement dans ces conditions l'œdème plus ou moins prononcé que l'on constate au niveau du col. Lorsque ce symptôme est bien *accentué* et que le niveau du globe utérin ne s'est pas *abaissé* sensiblement, l'allongement hypertrophique et œdémateux devient alors le symptôme capital.

Une fois les parties restituées dans leur position normale, la circulation se fait facilement et l'œdème cesse alors, au bout de peu de temps.

Chez la malade dont je viens de décrire l'observation, ce symptôme fut des plus accusés. Peu de temps après la réduction, je constatai que le col, gros, boursouflé, œdémateux, lorsque la tumeur était à l'extérieur, avait repris très rapidement ses dimensions habituelles et son aspect ordinaire.

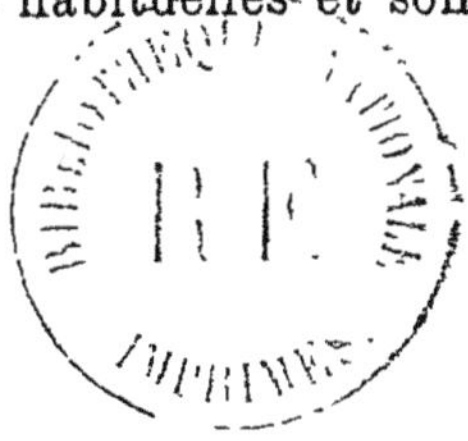

Le 27 décembre 1883 une thèse a été soutenue par M. Gorodichre (*Du prolapsus de l'utérus gravide*).

Après avoir exposé d'une manière didactique l'histoire du prolapsus utérin, l'auteur rapporte sous forme de tableaux vingt-cinq observations de cet état pathologique.

A la fin de la thèse, quatre faits inédits sont relatés : deux communiqués par le docteur Charpentier, deux observés par l'auteur à la clinique d'accouchements pendant que MM. Budin et Maygrier dirigeaient le service.

La plupart des observations ne sont, du reste, que des observations de prolapsus incomplet (le col non propulsé au dehors, mais effleurant seulement la vulve).

Cette thèse, bien travaillée, contient des indications sérieuses d'historique, de symptomatologie, d'étiologie, de pronostic et de traitement.

Nous signalerons en dernier lieu la thèse du docteur Faivre (thèse du 29 mai 1890, Paris, *Contributions à l'étude du prolapsus de l'utérus gravide*).

L'auteur dans son introductiion indique tout d'abord que le prolapsus de l'utérus gravide n'a pas été étudié chez les anciens.

Harvey paraît avoir le premier rapporté une observation détaillée de prolapsus de l'utérus gravide.

Cette observation est tirée des *Exercitationes de generatione animalium*.

Nous citons :

« Une pauvre femme qui gagnait sa vie en lavant du
« linge fut atteinte de prolapsus de l'utérus. La matrice
« faisait saillie entre ses cuisses, de la grosseur d'un poing,
« et, comme elle n'y apportait aucun remède, la maladie

« augmenta au point de donner l'idée d'un scrotum avec « une peau rugueuse et sale.

« Dès lors elle ressentit moins de gêne qu'elle n'en avait « éprouvé au début. Cependant elle me demanda conseil. Je « l'engageai à garder le lit pendant quelques jours, à amol- « lir par des lotions adoucissantes les parties dures, et à « maintenir à l'aide d'un pessaire et d'un bandage son « utérus replacé, jusqu'à ce qu'il fût immobilisé par l'usage « des remèdes astringents et fortifiants. Elle obtint pendant « quelque temps un notable soulagement. Mais la misère « força cette femme à reprendre son métier et à revenir à « ses occupations habituelles. Elle interrompit son traite- « ment, se tint debout, marcha et fut atteinte d'une récidive.

« Elle la supporta avec patience.

« Son utérus était tantôt en dedans, tantôt en dehors. Le « plus souvent, pendant la nuit, il revenait à sa place nor- « male et y demeurait parfois assez longtemps.

« Au bout d'un certain nombre de jours, elle revint me « trouver, se plaignant de ce que son utérus ayant augmenté « de volume sous l'influence des remèdes, et surtout des lo- « tions (c'est du moins ce qu'elle croyait), ne pouvait plus « être maintenu replacé.

« Je lui prescrivis des lotions dont elle fit usage : elle put « rentrer sa matrice, mais sans qu'il s'en suivît un soulage- « ment durable.

« Elle se leva, reprit ses occupations et aussitôt l'utérus « se prolaba de nouveau, et vint, par son volume et son « poids, à lui causer de la gêne. Semblable à un scrotum de « taureau, il pendait jusqu'au milieu de la cuisse, de sorte « que je diagnostiquai une hernie utérine, comprenant non « seulement le vagin, mais aussi la matrice prolabée.

« Enfin cette tumeur réuitente acquit le volume d'une « tête humaine et pendit jusqu'aux genoux. Elle provoquait « alors de la douleur et empêchait la marche.

« La marche était possible seulement quand le corps était « courbé en avant. Elle s'entrouvrit à sa partie inférieure, « où il se fit comme une ulcération d'où s'écoulait de l'hu- « meur et de la sanie.

« Ayant examiné cela, mais sans toucher la tumeur, je « craignais qu'il se fût produit un chancre ou un cancer de « l'utérus et je songeais à en faire la ligature et l'ablation.

« En attendant, je conseillai à la femme de calmer la dou- « leur par des lotions tièdes. Mais la nuit suivante un en- « fant mort parfaitement formé et de longueur normale fut « expulsé de cette même tumeur et me fut apporté le len- « demain.

« J'en pensais devoir noter ici de quelle façon la matrice « seule a produit l'accouchement et a expulsé le fœtus par « son seul effort. »

L'auteur signale les travaux de Huguier, de Guéniot, le mémoire de Schultze traduit par Hergott, celui de Huter de 1860, la thèse de Gorodichre dont nous avons donné l'analyse, il rapporte quelques observations de Bar et de Doléris.

En somme, grâce à la lecture de 105 observations, l'auteur a étudié :

La genèse ;

La symptomatologie ;

La marche, de l'utérns du prolapsus gravide et les inditions thérapeutiques que cet accident comporte.

Signalons la définition acceptée par l'auteur :

L'utérus est en prolapsus lorsque l'organe est situé au-dessous du plan qu'il occupe normalement. Le prolapsus est complet lorsque la matrice tout entière se trouve au-dessous du niveau de la vulve.

Comme des discussions nombreuses ont eu lieu à propos de la possibilité de ce prolapsus complet, l'auteur analyse 90 observations qu'il a recueillies et dans lesquelles le degré de descente est indiqué.

17 sont notés comme prolapsus complet. Un examen sérieux de la plupart des observations que l'auteur cite, lui permet d'affirmer l'opinion suivante qui nous paraît très importante.

Neuf des dix-sept auteurs qui ont affirmé le prolapsus complet de l'utérus gravide n'apportent aucune preuve à l'appui de leur opinion.

Six indiquent seulement les dimensions approximatives de l'utérus.

Deux notent l'existence d'un prolapsus complet antérieur à la grossesse, mais sans donner sur le volume de l'organe des renseignements plus complets et plus satisfaisants.

En somme, l'auteur croit être en droit de nier à peu près complètement la possibilité de la procidence totale de l'utérus.

Son opinion est, du reste, exprimée d'une façon réservée et judicieuse :

« Nous ne nous croyons pas en droit, dit-il, de nier com-
« plètement la possibilité du prolapsus complet de l'utérus
« gravide, mais nous pensons que si cet accident existe, il
« est excessivement rare. »

L'observation que je viens de communiquer permet d'accepter cette opinion. Mais nous croyons avoir fourni une observation de prolapsus utérin complet pendant la grossesse.

Comme étiologie, rien de spécial n'est indiqué. Dire, par exemple, que la grossesse peut être considérée comme prédisposant au prolapsus utérin, puisque la grossesse relâche les ligaments utérins, modifie la position de l'organe, augmente son poids, son volume, c'est émettre une opinion sans aucun doute bien vraisemblable ; et cependant que de grossesses sans prolapsus ; puisqu'à Lyon en particulier aucun cas n'en a été observé. Aucune observation digne d'intérêt pour :

La symptomatologie ;

Le diagnostic ;

Le traitement.

1° En résumé, la malade dont je publie aujourd'hui l'observation était atteinte de prolapsus utérin complet au cinquième mois et demi de sa grossesse.

2° Ces observations sont rares.

3° Par prolapsus utérin gravide il faut entendre la descente de l'utérus (col et corps) au-dessous du niveau qu'ils occupent habituellement dans l'excavation pelvienne. Le fond de l'utérus s'abaisse et le museau de tanche franchit l'anneau vulvaire.

Lorsque le col fait seulement saillie hors de la vulve, le prolapsus est au premier degré.

4° Dans quelques cas la diminution de la distance qui sépare le col de l'orifice vulvaire peut tenir à des conditions autres que l'abaissement de l'appareil utérin. Ainsi l'état béant de la vulve, la diminution de l'épaisseur du pannicule graisseux contenu dans l'excavation pelvienne, la position de la femme debout ou accroupie peuvent rapprocher le col utérin de la vulve, sans qu'il y ait pour cela prolapsus utérin.

5° Rigoureusement le prolapsus utérin gravide n'est complet que dans le cas où l'utérus tout entier rapproché du plancher périnéal se trouve au-dessous du niveau de la vulve. Les observations de prolapsus complet sont rares, très rares. Le docteur Faivre a même cru pouvoir en nier la réalité.

6° L'on ne doit pas confondre le prolapsus utérin pendant la grossesse, prolapsus qui peut être naturellement plus ou moins complet; ni avec l'allongement hypertrophique du col, affection bien décrite par Huguier dans son mémoire présenté à l'Académie de médecine (Huguier, *Mémoire sur les allongements hypertrophiques du col de l'utérus*, t. XXIII, p. 279 (1889), ni avec l'allongement œdémateux du col pendant la grossesse, état pathologique bien décrit en France par Guéniot. (*Archives de médecine*, 1872).

7° Ces diverses affections observées par peu d'auteurs ont été confondues fréquemment.

Ainsi Guéniot lui-même a décrit comme un exemple d'allongement œdémateux du col avec prolapsus une observation de Cazeaux que l'on doit bien évidemment considérer comme un cas de prolapsus utérin pendant la grossesse, cas de prolapsus utérin accompagné tout naturellement de l'allongement œdémateux du col.

On comprend, du reste, que cette confusion soit possible et même facile. Bien souvent, en effet, le prolapsus étant l'affection primitive, le col utérin ne s'allonge, ne s'œdématie, ne s'hypertrophie que secondairement.

8° Dans l'observation de ma malade, le niveau de l'utérus était très notablement abaissé dans l'excavation pelvienne ; donc il y avait prolapsus. Le col était en même temps plus volumineux, plus œdémateux que d'habitude. Le fond de l'utérus dépassait le niveau de la vulve, donc il s'agissait de prolapsus gravide complet.

Le docteur Guéniot eût pu regarder cette observation comme rentrant dans la catégorie de la lésion spéciale qu'il a bien décrite le premier ; mais quelques heures après la réduction, les dimensions du col étaient revenues à l'état normal. L'allongement hypertrophique du col ne jouait donc dans l'observation qu'un rôle secondaire.

9° Les deux premières observations de prolapsus utérin pendant la grossesse semblent être ; la première, une observation rapportée dans Guillelmi (Harvei, *Exercitationes de generatione animalium*, Amsterdam, 1651, p. 512). La seconde appartient à Merclini (*Miscellanea curiosa sive Epheridum medico-physicarum*, déc. 11 annus, Norimbergue, 1685, p. 375.)

Il s'agit d'une femme qui atteinte de prolapsus utérin antérieur à la grossesse devint enceinte dans ces conditions et fut délivrée de son enfant par une incision faite au col utérin par le chirurgien Brodmann.

L'enfant, une fois extrait, l'utérus fut réduit quelques jours plus tard et maintenu par un pessaire.

10° La symptomatologie du processus de l'utérus gravide comporte l'ensemble des phénomènes suivants :

A) L'on voit une tumeur faire saillie entre les grandes lèvres ; cette tumeur présente la forme d'un cône à sommet inférieur ;

B) A l'extrémité de cette tumeur l'on constate un orifice, l'orifice externe du col utérin ;

C) Suivant que le prolapsus est plus ou moins complet, la tumeur présente un volume variable et descend plus ou moins bas, tantôt ne dépassant la vulve que de quelques centimètres, tantôt descendant jusqu'au milieu des cuisses, tantôt beaucoup plus volumineuse arrivant jusqu'au niveau des genoux ;

D) La tumeur comporte deux divisions : une inférieure correspondant à la portion sus-vaginale du col, une autre supérieure contient la portion sus-vaginale du col et une partie plus ou moins considérable de l'utérus ;

E) Le col est habituellement œdémateux, comme hypertrophié. Le canal cervical est le plus ordinairement perméable au doigt qui peut le parcourir dans toute sa longueur jusqu'à l'orifice interne ;

F) La vulve est habituellement œdématiée par suite de la compression qu'exerce la tumeur ;

G) Il est fréquent de constater dans les cas de prolapsus utérin des symptômes de cystocèle et de rectocèle.

Le professeur Trélat a appelé l'attention sur ces faits. (*Annales de gynécologie*, mai 1888.)

H) Les symptômes subjectifs sont nombreux : écoulements leucorrhéiques, fatigues ressenties du côté des voies urinaires. Notons d'une façon toute spéciale que ces symptômes ne sont nullement en rapport, ni avec la gravité, ni avec le degré du déplacement.

La malade dont j'ai relaté l'observation venait se plaindre à moi simplement d'une prétendue tumeur hémorrhoïdale. Elle pouvait encore sortir, monter, descendre des escaliers.

11° Les causes du prolapsus utérin gravide doivent certainement dépendre de modifications survenues, soit du côté de l'appareil suspenseur, soit du côté de l'appareil de soutien de l'utérus ; mais il est souvent difficile, comme dans notre observation, d'apprécier d'une manière bien précise l'élément étiologique spécial.

Huter, qui certainement est l'auteur qui a réuni le plus grand nombre d'observations de prolapsus gravide, estime que la cause la plus fréquente du prolapsus pendant la grossesse est l'existence d'un prolapsus antérieur à cette grossesse.

Cette cause, suivant cet auteur, se rencontre dans la moitié des faits.

Dans notre observation, il n'en est pas ainsi. Notre malade n'avait jamais eu de prolapsus antérieur.

Les efforts opérés pendant le travail peuvent devenir la cause du prolapsus utérin.

Dans les 78 cas de Huter, le prolapsus est survenu 14 fois pendant l'accouchement.

Dans 25 cas relatés dans la thèse du docteur Gorodiche, cet accident est survenu 4 fois pendant le travail.

12° Après avoir étudié les divers faits qui ont été publiés, la formule suivante peut être acceptée.

Le pronostic pour la mère est peu dangereux.

Il est moins favorable pour la grossesse, moins favorable pour l'enfant.

Sur 56 malades arrivés à terme, Huter a relaté un cas de mort pendant l'accouchement, et 5 cas pendant les suites de couches.

Dans 7 cas où il y eût accouchement prématuré, tous les enfants succombèrent.

Dans 35 cas où l'accouchement se fit à terme, il y eut néanmoins 11 enfants morts.

13° Le traitement comporte une grande indication quand elle est réalisable, la réduction de l'utérus prolabé.

Il est évident que dans les cas où cette réduction serait impossible, on devra se contenter de soutenir la tumeur utérine avec un bandage convenable. La position horizontale sera conseillée.

Dans l'observation que nous venons de publier, la réduction fut obtenue en faisant placer la malade sur le dos.

Un procédé inverse a été quelquefois conseillé. Ainsi Brunton (*Obs. transac.*, vol. XV, p. 172) et *Traité des maladies de l'utérus*, 1881, p. 611), fait mettre quelquefois la malade en pronation sur le ventre, appuyée sur les genoux et sur les coudes. Le poids des viscères abdominaux descendant vers l'ombilic exerce alors une traction sur l'utérus et facilite la réduction.

14° Au quatrième et au cinquième mois de la grossesse la réduction est habituellement facile, comme cela s'est présenté pour notre malade. Plus tard, la réduction est plus difficile ; elle doit être néanmoins tentée, mais avec d'autant plus de prudence.

15° La réduction peut être quelquefois difficile lorsque les parties sont enflammées et tuméfiées. Quelques applications de compresses imbibées d'eau froide et légèrement antiseptique, le repos complet prolongé pendant quelques jours devront tout d'abord être employés.

16° Quelques auteurs conseillent après la réduction l'*application d'un pessaire*. Nous préférons laisser simplement la malade au repos. L'application d'un pessaire pendant la grossesse favorise, nous croyons, l'avortement.

Il est à remarquer que chez notre malade la guérison du prolapsus a été complète. C'est un résultat indiqué dans la plupart des observations de prolapsus gravide.

On comprend dès lors que le chirurgien soit autorisé dans des cas de prolapsus ordinaire à conseiller comme moyen curateur l'évolution d'une grossesse. Il y a peu de temps le professeur Pajot me citait une observation à l'appui de cette opinion. A la suite d'une grossesse conseillée par lui, un prolapsus utérin antérieur à la grossesse avait été guéri d'une manière complète.

www.ingramcontent.com/pod-product-compliance
Ingram Content Group UK Ltd.
Pitfield, Milton Keynes, MK11 3LW, UK
UKHW021035200726
13857UKWH00004B/1736

9 782012 861534